LE FERMENT GLYCOLYTIQUE

ET

LA PATHOGÉNIE DU DIABÈTE

PAR

R. LÉPINE

Professeur de Clinique médicale à la Faculté de Lyon
CORRESPONDANT DE L'INSTITUT

PARIS

FELIX ALCAN, ÉDITEUR

108, BOULEVARD SAINT-GERMAIN, 108

1891

LE FERMENT GLYCOLYTIQUE

ET

LA PATHOGÉNIE DU DIABÈTE

R. LÉPINE

Professeur de Clinique médicale à la Faculté de Lyon

CORRESPONDANT DE L'INSTITUT

PARIS

FÉLIX ALCAN, ÉDITEUR

108, BOULEVARD SAINT-GERMAIN, 108

—

1891

LE FERMENT GLYCOLYTIQUE

ET

LA PATHOGÉNIE DU DIABÈTE

Vous n'ignorez point combien sont nombreuses les théories qui prétendent expliquer la pathogénie du diabète ; dans une des leçons magistrales qu'il a consacrées à cette maladie, M. Bouchard dit en avoir compté vingt-sept (1). Or, depuis, il en a été proposé plusieurs autres, quelques-unes tout à fait neuves et originales, notamment celles de MM. Seegen (2) et Ebstein (3), et tout récemment celle de M. Arnaud (4). Mais la plupart ne

---

(1) *Maladies par ralentissement de la nutrition*, 13ᵉ leçon, p. 170.

(2) *La Glycogénie animale*. Paris, 1890.

(3) *Die Zuckerharnruhr, ihre Theorie und Praxis*. Wiesbaden, 1887.

(4) *Tribune médicale*, 1890, et *Comptes rendus*. 1891, 19 janvier. M. Arnaud suppose que le défaut de destruction du sucre chez

supportent pas une critique approfondie, et les meilleures ne paraissent renfermer qu'une part de vérité ; elles sont au moins très incomplètes. Aussi comprend-on que Frerichs, dans l'important ouvrage sur le diabète qu'il a publié peu avant sa mort, se soit abstenu de prendre parti sur la question. Loin de lui en savoir mauvais gré, j'estime qu'il a eu parfaitement raison, et qu'au moment où il écrivait, on était tenu à la plus grande réserve.

I

Les anatomo-pathologistes ont recherché avec beaucoup de soin les lésions que l'on peut rencontrer à l'autopsie des diabétiques. Vous en trouverez l'énumération dans les livres qui traitent du diabète, notamment dans celui de Frerichs, et plus récemment dans une remarquable publication de M. Robert Saudnby (1). Mais de l'étude même la plus minutieuse des organes, on n'a pu, jus-

---

le diabétique tient à ce qu'il passe en grande partie à l'état de glycogène. La réalité du passage d'une *petite* quantité de sucre à l'état de glycogène paraît prouvée par l'existence de la lésion des reins qu'ont décrite M. Ehrlich et M. Straus (*Archives de physiologie*, 1884), et aussi par l'existence de glycogène dans l'urine des diabétiques (Leube, *Virch. Arch.* Bd. 113). Mais ce fait n'est, selon moi, qu'un épiphénomène du diabète et n'a aucune importance pathogénique.

(1) Conférence faite au *Royal College of Physicians* de Londres (*Bulletin médical*, 1890, p. 911).

qu'ici du moins, tirer des conclusions touchant la pathogénie de cette maladie.

La physiologie expérimentale nous a fait connaître la source principale de production du sucre (Bernard) et les foyers multiples où il se détruit (Chauveau); mais les travaux auxquels je fais allusion n'ont pas élucidé la cause intime du diabète. De ce que le foie produit du sucre, il ne suit pas nécessairement que le diabète soit dû à une exagération de l'activité fonctionnelle de cet organe, et de ce que les tissus détruisent le sucre, il ne résulte pas davantage qu'ils soient responsables de l'hyperglycémie diabétique. La belle expérience de MM. Mering et Minkowski, qui, les premiers, ont produit un vrai diabète en extirpant le pancréas, a fait faire à la question un pas important; mais si ce remarquable fait expérimental, rapproché des résultats d'un certain nombre d'autopsies, a, derechef, après Bright, Bouchardat, Lancereaux, etc., attiré l'attention sur le rôle du pancréas, il n'a pas donné la clef de la pathogénie du diabète. D'ailleurs, MM. Mering et Minkowski, avec une réserve scientifique des plus louables, se sont abstenus de toute théorie. Ils ont constaté la relation qui existe entre la suppression du pancréas et l'apparition du diabète, mais ils ont renoncé à l'expliquer.

Je ne prétends pas être en mesure de vous exposer la pathogénie *complète* du diabète, mais je vous apporte un *fait* nouveau — Je ne dis pas une *théorie*, mais un *fait* — qui, selon moi, l'éclaire d'une certaine lumière. Ce fait est le suivant : dans le diabète et même dans toutes les hyper-glycémies et glycosuries transitoires que j'ai étudiées jusqu'ici (1), il y a *diminution* de ce que j'ai appelé le pouvoir glycolytique du sang.

Il y a un an que j'ai annoncé l'existence de ce pouvoir glycolytique, sa diminution dans le diabète expérimental et la possibilité d'y remédier temporairement par une injection intra-veineuse de chyle (2). Mais le mérite de la démonstration tout à fait décisive des faits précédents, et la découverte de plusieurs autres, ne m'appartiennent pas entièrement, et je me plais à reconnaître que je n'y serais point parvenu sans la collaboration aussi précieuse que dévouée de M. Barral, chef des travaux chimiques de mon laboratoire. Elles reposent, en effet, sur des dosages qui devaient être d'une exactitude minutieuse, et ne pouvaient être convenablement pratiqués que par un chimiste de profession. Eussé-je acquis l'habileté suffisante, le temps m'eût certainement fait défaut, car chacun de ces dosages, dont le nombre dépasse deux mille, exige plus d'une demi-heure. Ajoutez le temps considérable employé par les vivisections, et on peut juger qu'elle somme de travail a été dépensée en commun. Ce que je puis

---

(1) Je mentionne explicitement ici les glycémies par excitation nerveuse, par asphyxie, par l'action des antipyrétiques, de la phlorydzine, etc., etc.

(2) *Comptes rendus*, 8 avril 1890.

revendiquer, c'est la conduite générale des expériences et la partie physiologique. Quant à la partie chimique, je le répète, elle est l'œuvre personnelle de M. Barral. C'est ainsi que nous avons pratiqué pendant dix-huit mois — et nous ne sommes pas au bout de nos recherches — la méthode féconde de la division du travail.

II

Voici la méthode, fort simple, à l'aide de laquelle on détermine le pouvoir glycolytique du sang :

On recueille près de 100 centimètres cubes de sang dans une capsule plongeant dans de l'eau très froide, de manière à abaisser sa température au-dessous de 15° C. (1). On le défibrine. On en pèse exactement 40 grammes (2) et on les fait couler *goutte à goutte* dans une capsule renfermant un poids égal de sulfate de soude préalablement chauffé à 80° C. environ, afin de faire passer subitement le sang à une température

---

(1) Si le sang *in vitro* est exposé à une température supérieure à 15° C., le sucre et le ferment glycolytique qu'il renferme se détruisent d'une manière assez sensible, en fonction de la température et du temps.

(2) On peut à la rigueur se contenter d'une quantité moindre ; mais il est toujours utile et parfois nécessaire de faire trois dosages, pour atteindre la limite de l'exactitude possible. On prend la moyenne des deux dosages qui paraissent les plus rigoureux.

supérieure à 54° C. (1). On en dose le sucre en suivant exactement la méthode de Claude Bernard (2).

Dès que le sang a été bouilli avec le sulfate de soude, on peut attendre plusieurs heures pour faire ce dosage. Aussi faut-il s'occuper immédiatement du reste du sang qu'on a maintenu, comme je l'ai dit, à une température inférieure à 15° C. On en pèse 50 grammes dans un ballon (3), et on l'immerge dans un bain-marie à la température physiologique du sang (39° C. pour le chien), en l'agitant un temps suffisant pour lui faire prendre aussi rapidement que possible la température du milieu. On l'y laisse une heure. Au bout de ce temps, on opère exactement comme pour la première portion, c'est-à-dire qu'on le verse goutte à goutte dans le sulfate de soude chaud, etc.

Si on a recueilli le sang artériel d'un chien bien portant et bien nourri, on trouve que la première portion renfermant, je suppose, 1 gr. 20 de sucre (pour 1,000 de sang), la seconde en renfermera toujours *moins* de 1 gramme, et parfois moins

---

1() Sans cette précaution, on a une perte de sucre pendant la chauffe, surtout si celle-ci est lente, le ferment glycolytique n'étant détruit qu'à 54° C. Cette perte sérieuse est une cause d'erreur parce qu'elle varie suivant l'énergie glycolytique du sang. (Voir Barral, thèse de Lyon, 1890, et Lépine et Barral, *Comptés rendus*, 23 juin 1890).

(2) Voir Dastre, *Glycémie asphyxique. Comptés rendus*, 1879.

(3) Il est bon d'en prendre plus de 40 grammes, parce que ce sang devant perdre du sucre, sera moins riche que le premier.

de 0 gr. 80. En ramenant le premier chiffre à 100, le second variera, suivant les conditions de l'animal, la saison, etc., de 80 à 60 ; en d'autres termes, la perte sera de 20 à 40 pour 100 (1). Si l'on veut prendre cette perte pour l'expression du pouvoir glycolytique, on dira que chez le chien sain, ce pouvoir varie de 20 à 40.

Je n'ai pas encore eu en ma possession du sang d'homme en parfait état de santé, mais, d'après ce que M. Barral et moi avons pu constater chez des sujets apyrétiques, le pouvoir glycolytique du sang humain est peu inférieur à celui du chien, c'est-à-dire que le plus souvent il dépasse 25. Mais celui du sang d'homme diabétique est bien différent. On en aura la preuve par le tableau suivant :

| Numéros. | Quantité (en gr.) de sucre pour 1000 | | Perte absolue — | Perte pour 100 (pouvoir glycolytique). |
	Immédiat.	Après 1 h. à 39° C.		
1. . . .	5,07	4,9	0,17	3,3
2. . . .	4,54	4,47	0,07	1,6
3. . . .	3,48	3,23	0,25	7,0
4. . . .	2,17	2,05	0,12	5,5
5. . . .	3,38	3,3	0,08	2,1

Le n° 1 est un diabétique de 35 ans au régime carné (mitigé) excrétant 4 litres et demi d'urine renfermant par litre 66 grammes de sucre. Le n° 2 est un homme de 30 ans, diabétique depuis un an. Le lendemain de son entrée dans le service,

---

(1) Lépine et Barral, *Comptes rendus*, 19 janvier 1891.

et avant d'être mis en traitement, il excrétait 6 litres d'urine renfermant par litre 74 grammes de sucre. Le n°3 est un homme de 52 ans, dans le service depuis plusieurs mois et fort amélioré (1). Il n'excrète que 3 litres d'urine avec 60 grammes de sucre. Le n° 4 est un diabétique léger et récent ; son urine ne renferme que 26 grammes de sucre par litre. Le n° 5 concerne une femme acromégalique (2), diabétique depuis peu de mois. Bien qu'au régime, elle a 70 grammes de sucre par litre. Voilà *tous* les cas de diabète que nous avons pu saigner et chez lesquels le pouvoir glycolytique a pu être déterminé. On remarquera que, chez le n° 2, non au régime, il est de 1,6 ; que chez les deux autres diabètes graves, n°s 1 et 5, il est de 3,3 et 2,1 ; que chez le diabétique léger, il est de 5,5 et 7 chez le diabétique amélioré. De tels chiffres ne sont-ils pas démonstratifs ?

On remarquera que la perte absolue, qui, chez l'homme sain, dépasse *toujours* 25, est *très faible* chez la plupart des diabétiques. Ce fait est extrêmement important ; car nos expériences ont établi qu'une forte proportion de sucre, pour une même quantité de ferment, est une condition favorable à l'augmentation de la perte absolue.

Il est très rare que le sang des chiens rendus diabétiques par ablation du pancréas renferme 4

---

(1) Peu de jours après, il a demandé sa sortie.
(2) Son observation a été publiée par M. Pechadre, dans la *Revue de médecine*, 1890.

à 5 grammes de sucre par litre. Habituellement, ce chiffre ne dépasse pas 2 à 3 grammes, mais le pouvoir glycolytique chez eux est toujours très diminué, bien que nous ne l'ayons jamais trouvé aussi bas que chez le malade n° 2 ci-dessus mentionné. Le plus souvent, il oscille autour de 6 (1).

III

Quelle est la source du pouvoir glycolytique du sang normal ? Lui appartient-il en propre, ou bien est-il emprunté à un organe ?

A cette question, dont vous voyez tout l'intérêt, nous pouvons répondre qu'il s'agit d'un pouvoir d'emprunt, et on peut ajouter, grâce à MM. Mering et Minkowski, qu'il est emprunté pour la plus grande part, sans doute, au pancréas, ces expérimentateurs ayant mis hors de contestation le fait capital que toute ablation du pancréas chez le chien, pourvu qu'elle soit complète, est nécessairement suivie d'une glycosurie qui a tous les caractères du vrai diabète (2). J'ai confirmé l'exactitude absolue de ce fait par plus de quarante expériences (3), et j'ai précisé le temps

---

(1) Lépine et Barral, *Comptes rendus*, 23 juin 1890 et 19 janvier 1891.

(2) *Arch. fur exp. Patholog.*, 1889, t. XXVI.

(3) Voir aussi Hédon (*Archives de méd. expérim.*, janvier 1891), et Lépine (*Ibid.*, n° de mars).

nécessaire pour l'apparition du sucre dans l'urine.
D'après ce que j'ai constaté, ce temps ne dépasse guère huit heures et peut même être
moindre (1).

MM. Mering et Minkowski ont eu, de plus, le
mérite de prouver d'une manière péremptoire que
chez le chien privé de pancréas, la suppression du
suc pancréatique n'est pour rien dans la pathogénie du diabète, attendu que la conservation
d'un fragment de la queue de cet organe, sans aucune connexion avec l'intestin, suffit pour que le
diabète fasse défaut. Ils ont par là montré l'inanité
des hypothèses toutes plus ou moins fausses, dont
on se payait depuis Bouchardat pour essayer
d'expliquer la coexistence du diabète et des lésions du pancréas, et qui toutes étaient basées
sur le rôle supposé du *suc* pancréatique. Ainsi,
MM. Mering et Minkowski ont admirablement
déblayé le terrain, mais il faut reconnaître qu'ils
n'ont rien édifié. Admettre avec eux « une fonction inconnue du pancréas » était une pure hypothèse, une explication qui n'en est pas une, parce
qu'elle n'explique rien.

Mes propres travaux ont fait passer cette hypothèse à l'état de réalité, et ils ont montré en quoi
consiste cette « fonction » jusqu'ici inconnue du
pancréas (2). Ils ont, en effet, prouvé que chez le

---

(1) Il y a une cause d'erreur si l'on emploie la morphine ou le
chloroforme, agents qui, comme on sait (voir surtout Seegen, *Centralblatt*, 1888), produisent à eux seuls de l'hyperglycémie.
(2) Lépine, *Lyon médical*, décembre 1889.

chien en digestion la lymphe du canal thoracique (1) et le sang de la veine-porte (2) sont doués d'un pouvoir glycolytique considérable, que ne possèdent pas à beaucoup près le sang de la veine splénique et le sang artériel ou le sang veineux en général.

Pour essayer de se faire une idée de cette « fonction nouvelle » du pancréas, il n'est peut-être pas inutile de se rappeler la description que M. Renaut a donnée il y a quelques années de la structure du pancréas. On sait que, d'après mon savant collègue, cet organe diffère des glandes salivaires en ce que « les cellules sont ordonnées par rapport aux vaisseaux et non par rapport aux conduits excréteurs » (3). Il y a là une disposition anatomique assurément digne d'attention et qui vraisemblablement explique d'une manière satisfaisante comment le pancréas peut remplir en partie la fonction de glande vasculaire sanguine, c'est-à-dire de glande susceptible de verser dans le sang un de ses produits d'élaboration. Je suis donc porté à *supposer* que l'activité de la cellule pancréatique pourrait être bipolaire et qu'à chacun des pôles serait dévolue une fonction différente : par son extrémité interne elle verserait dans les canalicules excréteurs le *suc* pancréati-

---

(1) Lépine, *Comptes rendus*, 6 avril 1860.
(2) Lépine et Barral, *Lyon médical* novembre 1890.
(3) Voir le mémoire de M. Renaut, intitulé : *Essai d'une nomenclature méthodique des glandes (Archives de physiologie,* 1881, p. 336).

que avec son triple ferment depuis longtemps
connu (1), et par sa base ou extrémité externe,
en rapport avec les vaisseaux, elle transmettrait
au sang veineux et à la lymphe le *ferment* glycolytique.

IV

Je viens de prononcer le mot de *ferment*. Je
crois, en effet, qu'il s'agit bien d'un ferment solu-
ble. En tout cas, on ne peut considérer le pouvoir
glycolytique comme une *propriété vitale* de l'al-
bumine du sang, ainsi que l'a récemment admis
M. Arnaud (2), car une propriété vitale ne peut se
transporter. Or, le pouvoir glycolytique passe du
pancréas au sang, et du sang *il peut être
transporté à de l'eau salée*. L'expérience suivante
le prouve :

Si on centrifuge du sang frais, et qu'après la
séparation du sérum et des globules on en détermine le pouvoir glycolytique (3) on trouve qu'il

---

(1) Qu'il me soit permis de rectifier ici un *lapsus* que je trouve
dans une *Revue*, d'ailleurs excellente, de M. Romme (*Tribune
médicale*, 1890, p 650). Ce n'est pas dans le *suc* pancréatique que
nous avons trouvé le ferment glycolytique, mais bien dans la
lymphe du canal thoracique et dans le sang veineux pancréatique.

(2) *Comptes rendus,* 19 janvier 1891.

(3) On détermine le pouvoir glycolytique du sérum comme celui du
sang. Pour déterminer celui des globules, on les mélange avec de
l'eau salée et sucrée.

est presque en entier dans les globules (1). Si alors on remplace le sérum par de l'eau salée et qu'on centrifuge de nouveau, on constate que l'eau salée, qui ne renferme que fort peu de matières albuminoïdes, est douée d'un pouvoir glycolytique *beaucoup* plus prononcé que le sérum, et qu'elle a évidemment emprunté aux globules. On peut aussi laver plusieurs fois de suite les globules avec de l'eau salée et leur enlever chaque fois une bonne partie du ferment qu'ils renferment (2).

L'expérience précédente nous renseigne de plus sur la localisation du ferment dans le sang : Il est contenu dans les globules, tandis que le sucre est dans le plasma. On peut même préciser davantage et indiquer les *globules blancs* comme le siège de prédilection du ferment (3). Ce qui le prouve, c'est : 1° l'existence du pouvoir glycolytique du chyle qui ne renferme presque pas de globules rouges ; 2° le fait qu'après la centrifugation, ce sont les portions les plus riches en globules blancs qui possèdent au plus haut degré le pouvoir gly-

---

(1) On sait, depuis les travaux des élèves de Ludwig (Mering, etc.), qu'après la centrifugation du sang le sucre est presque en entier dans le sérum.

(2) Lépine et Barral, *Lyon Médical*, 15 février 1891, p. 251, et *Comptes rendus*, 23 février. Nous avions, dans nos communications antérieures, publié quelques expériences tendant également à prouver qu'il s'agit bien d'un ferment. Voir notamment notre expérience sur la destruction du pouvoir glycolytique à 54° C. (*Comptes rendus*, 19 janvier 1891.)

(3) Il y a déjà plusieurs années que le professeur Ranvier a indiqué les globules blancs comme le siège où se trouvent, d'une manière générale, les ferments.

colytique. Nous avons pu nous en assurer particulièrement dans un cas où du sang humain centrifugé présentait une couche de globules blancs à la surface des globules rouges, et nous l'avons également constaté nombre de fois chez le chien.

Il semble positif que les tissus, les muscles notamment, peuvent détruire par eux-mêmes le glucose ; mais il résulte de fort nombreuses expériences de circulation artificielle dans une patte de chien, que M. Barral et moi avons faites, qu'ils en détruisent davantage quand le sang est riche en ferment glycolytique. Ce dernier jouerait le même rôle que jouent dans les combinaisons chimiques, la chaleur, l'électricité, etc. (1). C'est ainsi que se comportent les ferments solubles que nous connaissons déjà.

Le pancréas est-il la source exclusive du ferment glycolytique ? Il faut à cette question répondre par la négative, car après son ablation le sang possède encore un certain pouvoir glycolytique (2). Il n'est pas inadmissible que certaines glandes intestinales aient une action accessoire ou vicariante (3) ; mais ce qui prouve le rôle prépondé-

---

(1) « Tandis que l'être vivant brûle le sucre à 37°, le chimiste dans son laboratoire ne le brûle qu'au rouge. Il est donc évident que dans l'être vivant réside *un mécanisme moléculaire spécial*, produisant le même résultat qu'une forte élévation de la température ». Schützenberger. *Traité de chimie générale*, tome VI, p. 143-144.

(2) Lépine, *Lyon médical*, 1890. — Lépine et Barral, *Comptes rendus*, 19 janvier 1891.

(3) Voir Giuseppe Boccardi, *Riforma medica*, 22 novembre 1890.

rant du pancréas, c'est le fait incontestable que l'ablation totale de cette glande chez le chien est infailliblement suivie de diabète (Mering et Min-kowski) — et que la conservation d'un dixième environ l'empêche. — Il faut aussi ne pas perdre de vue les résultats d'un grand nombre d'autop-sies chez l'homme (1).

V

M. Lancereaux, un de ceux qui, dans ces der-niers temps, ont fixé l'attention des médecins sur les lésions du pancréas dans le diabète, a pensé que ces lésions caractérisent le diabète maigre, tandis que le diabète gras en serait indépen-dant (2). Je ne crois pas que cette distinction soit très rigoureuse, bien qu'elle s'appuie sur un cer-tain nombre de faits. J'ai trouvé le pancréas altéré dans des cas de diabète gras, et j'ai vu des dia-bètes maigres, sans lésions même histologiques du pancréas. Le dernier cas que vous avez observé est précisément un cas de ce genre. Il s'agissait

---

(1) Frerichs dit que le pancréas est atrophié dans presque la moitié des cas de diabète ; Seegen l'a trouvé 15 fois sur 30 atrophié ou graisseux, ou rempli de calculs. Senator dit qu'il est atteint dans le diabète, avec une fréquence tout à fait insolite, soit d'atrophie, soit de dégénération. Lécorché dit qu'il faut accordé aux lésions du pancréas une importance de premier ordre. Enfin M. Baumel (Mont-pellier, 1882) a insisté tout particulièrement sur la fréquence des altérations au moins microscopiques de cet organe.

(2) Voir thèse de Lapierre ; Paris, 1879, et Lancereaux, *Acad. de méd.*, 1888.

d'un homme de quarante ans devenu diabétique peu après un accident de voiture. Très émacié (son poids n'atteignait pas 50 kilogrammes), il avait une polyurie et une glycosurie abondantes. Il a succombé après quelques jours d'un état demi-comateux, et à l'autopsie aucune lésion viscérale notable n'a pu être constatée : le foie était sensiblement normal, ainsi que le pancréas. Ces organes ont été soumis à un examen microscopique minutieux qui a été contrôlé par M. Renaut (1). Mon savant collègue m'autorise à déclarer qu'il n'y a rien trouvé qui mérite d'être mentionné. Nous n'y avons, notamment, pas observé la sclérose intra-acineuse qui a été récemment décrite par MM. Lannois et Lemoine, dans quatre cas (2).

Je reconnais, d'ailleurs, qu'il ne faut pas se presser d'affirmer l'intégrité d'un pancréas d'après le seul examen à l'œil nu, et, l'an dernier, j'ai précisément, dans un cas de ce genre, trouvé, avec M. Ch. Audry, une sclérose péri-acineuse, confirmée par M. Renaut (3). Mais dans d'autres cas de diabète, même maigre, il n'y a réellement pas de sclérose du pancréas.

Il est vrai qu'il peut exister, sans que nous soyons en état de le constater, une lésion parenchymateuse ; car il ne faut pas perdre de vue que

---

(1) Les coupes ont été faites par M. Molard (voir *Lyon médical*, p. 117, janvier 1891).
(2) *Archives de médecine expérimentale*, janvier 1891.
(3) *Lyon médical*, t. LXIV, p. 47, 11 mai 1890.

les cellules du pancréas s'altèrent suffisamment par *auto-digestion* après la mort, pour rendre impossible la constatation de lésions cellulaires même importantes. La question est donc réservée (4). Enfin, en l'absence de lésions visibles, il n'est pas impossible que des troubles fonctionnels, vasculaires ou autres, de la glande, diminuent ou empêchent la résorption du ferment glycolytique; mais nous sommes ici dans le domaine de l'hypothèse. Pour rester sur le terrain des faits, il faut seulement retenir l'*énorme diminution du ferment glycolytique dans le sang*, que nous avons constatée, comme on l'a vu plus haut, chez tous nos diabétiques.

VI

De cette énorme diminution du ferment glycolytique chez le diabétique, on doit naturellement conclure que chez ces malades, la destruction du sucre est fort diminuée, ainsi que l'avaient admis, mais sans preuves suffisantes, les auteurs d'un certain nombre de théories. Cette conséquence est forcée, et il est impossible de s'y soustraire. Mais ce n'est pas à dire que chez certains diabé-

---

(4) M. Hirschfeld (*Centralblatt*, n° 10, 1890) a récemment appelé l'attention sur le fait que certains diabétiques polyphagiques résorbent fort incomplètement les matériaux albuminoïdes qu'ils ingèrent. Ce fait pourrait être interprété en faveur d'une diminution de la sécrétion du suc pancréatique Chez ces diabétiques, les diverses fonctions du pancréas seraient simultanément diminuées ou abolies.

tiques il n'y ait pas hyperproduction du sucre. L'élimination du sucre par l'urine, chez certains d'entre eux, est tellement considérable, qu'elle paraît évidemment dépasser la production normale. Un autre argument, témoignant également en faveur de l'hyperproduction, se tire (1) de l'action favorable de l'opium connue depuis longtemps ou de l'antipyrine signalée par M. Sée, médicaments qui enrayent à la fois la destruction du sucre (2) et sa formation. Si, dans certains diabètes, l'hyperproduction n'était pas un élément important de la maladie, de tels médicaments seraient toujours nuisibles.

En tout cas, il ne faut pas perdre de vue que, à en juger par mes cinq cas, la diminution du ferment glycolytique est constante dans le diabète, tandis que l'hyperproduction du sucre est un élément qui paraît contingent, bien que fort important. J'ai récemment émis l'hypothèse que, dans certains cas au moins, cette hyperproduction pourrait être *secondaire*, et j'ai essayé de le faire

---

(1) Voir *Semaine médicale*, 25 juin 1890, p. 221.

(2) On doit à Seegen d'avoir mis en évidence l'hyperglycémie consécutive à la morphine *(Centralblatt*, 1888). MM. Brouardel et Loye ont trouvé *in vitro* la diminution de la destruction du sucre du sang sous l'influence de l'antipyrine, et mes recherches, faites pour la plus grande partie avec M. Porteret, ont prouvé que l'antipyrine et quelques autres substances enrayent chez l'animal vivant à la fois la destruction et la production du sucre, voire même la production du glycogène. *(Comptes rendus,* 1889, et *Archives de médecine expériment.*, 1890, n° 1.) Tout récemment, M. Butte a trouvé que la valériane enraye aussi l. destruction du sucre.

comprendre par la comparaison suivante : Suppo-
sons un homme se trouvant dans une chambre dont
le poêle ne tire pas. S'il est inintelligent, il pourra
le bourrer encore de charbon ; de même, dans le
diabète où le glucose ne se brûle pas suffisamment
dans les tissus, faute de ferment, le centre ner-
veux qui préside aux combustions peut répondre
à la sensation de combustions incomplètes que lui
transmettent les tissus par une excitation du foie
qui exagère la formation du glucose. C'est là une
simple vue de l'esprit, mais elle ne manque pas
d'une base physiologique.

En résumé, la pathogénie du diabète est une
question que l'observation médicale seule était
impuissante à expliquer ; les résultats des autop-
sies attiraient bien l'attention sur le pancréas,
mais il a fallu l'expérience de Mering et Minkowski
pour la fixer sur cet organe. La découverte du
ferment glycolytique est une étape dans une voie
où bien des trouvailles restent encore à faire.

Imp. L. Delaroche et Cⁱᵉ, 10, place de la Charité. — Lyon.

246

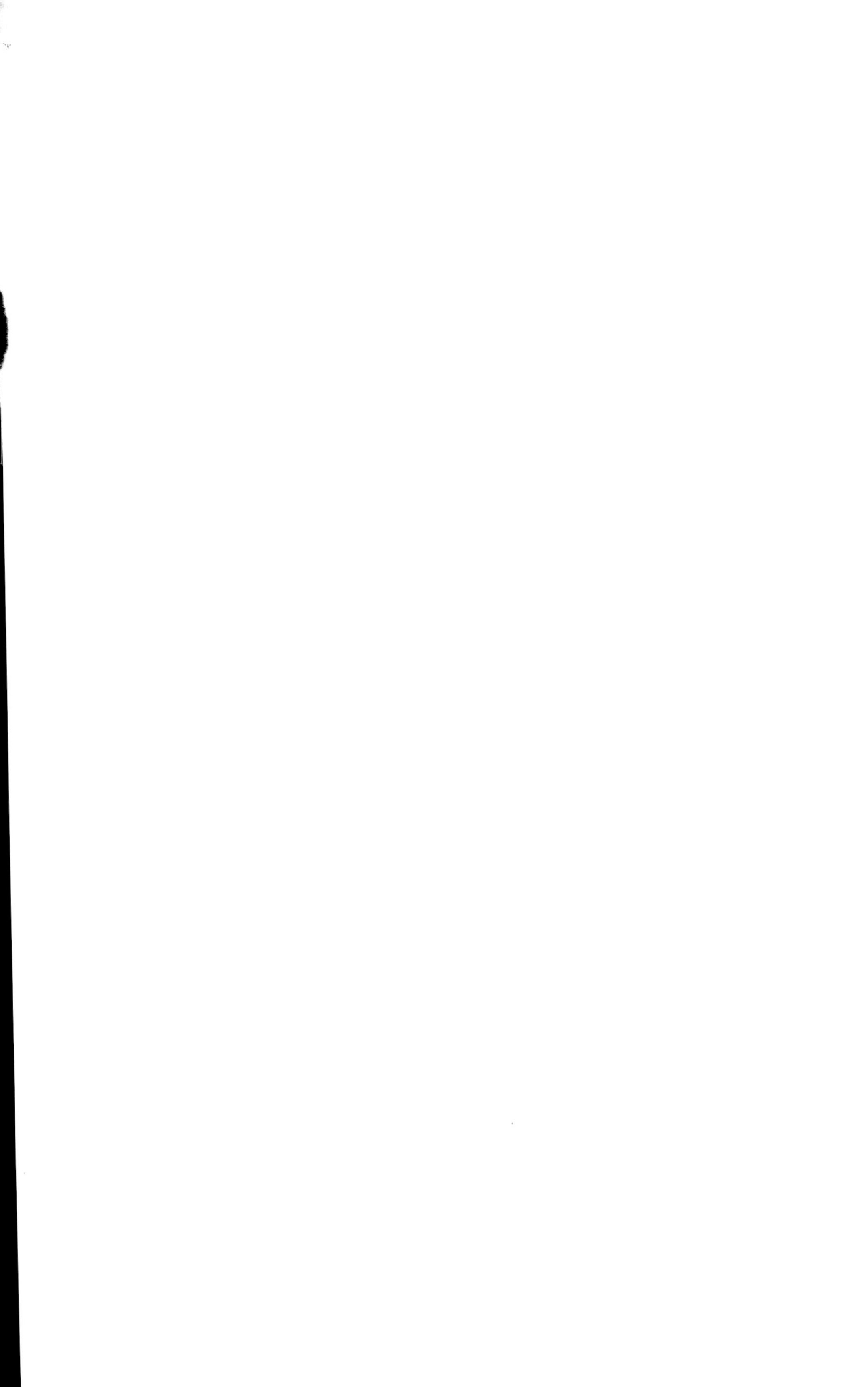

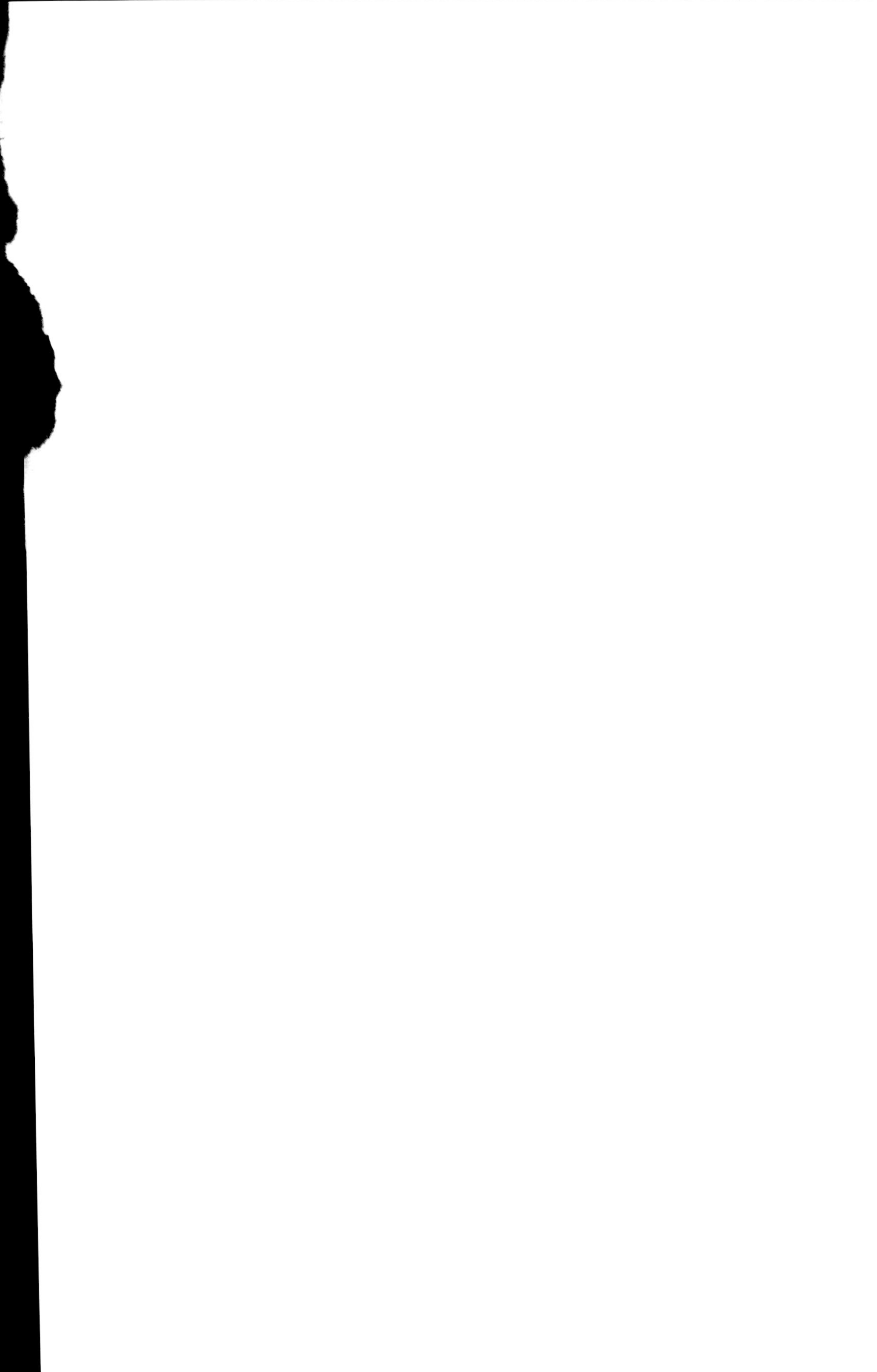

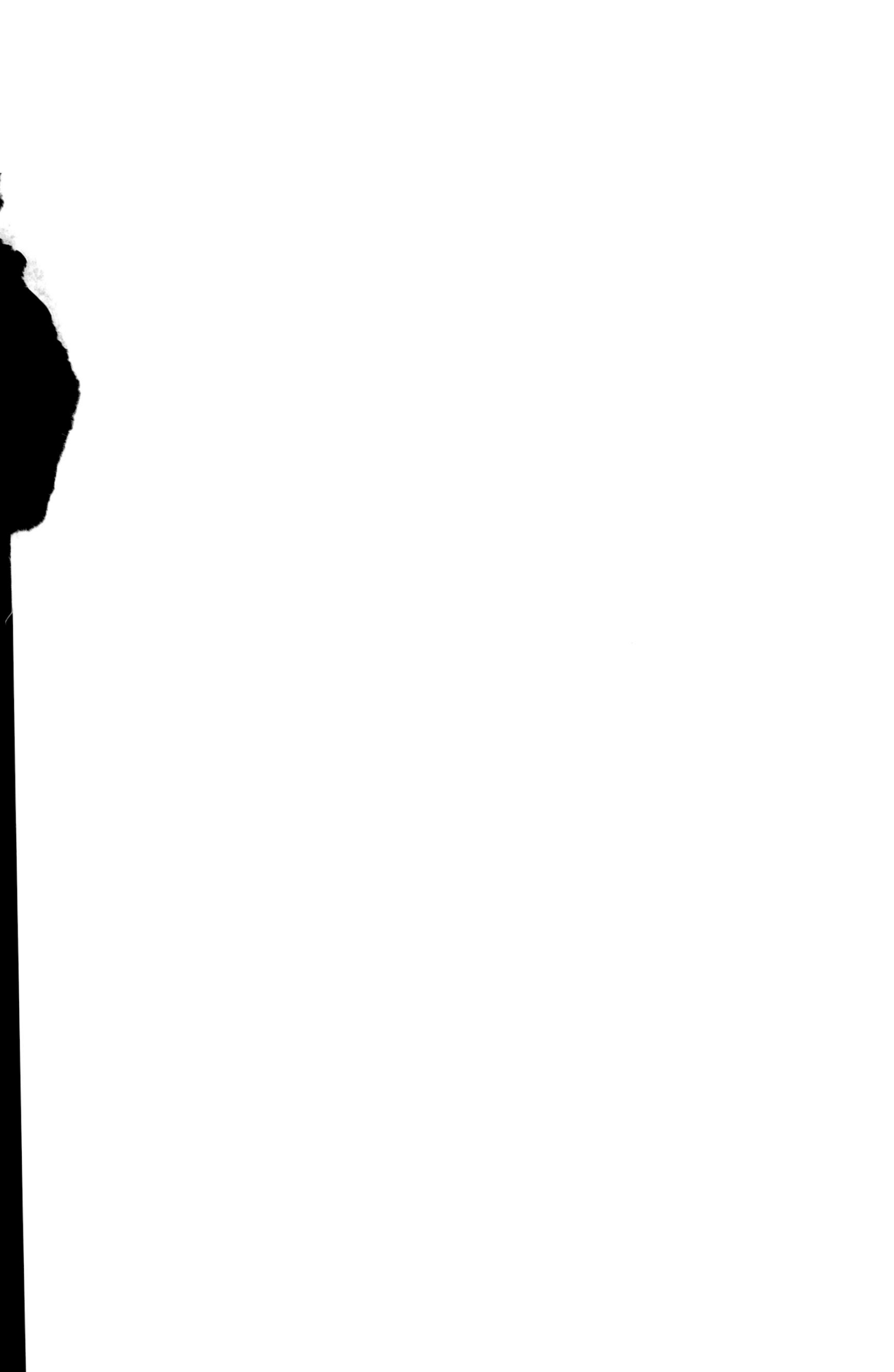